DE LA
CATARACTE

MANUEL OPÉRATOIRE

PANSEMENT — SOINS CONSÉCUTIFS

PAR

Le Docteur A. DEHENNE

PROFESSEUR LIBRE DE CLINIQUE OPHTALMOLOGIQUE
CHEVALIER DE LA LÉGION D'HONNEUR
OFFICIER DE L'INSTRUCTION PUBLIQUE
MEMBRE DE LA SOCIÉTÉ DE MÉDECINE DE PARIS,
DE LA SOCIÉTÉ D'OPHTALMOLOGIE, ETC.
MÉDECIN-OCULISTE DU COLLÈGE CHAPTAL, ETC.

QUATRIÈME ÉDITION

PARIS
G. STEINHEIL, ÉDITEUR
2, RUE CASIMIR-DELAVIGNE, 2

1897

DE LA

CATARACTE

MANUEL OPÉRATOIRE

PANSEMENT — SOINS CONSÉCUTIFS

PRINCIPAUX TRAVAUX D'OCULISTIQUE

DU MÊME AUTEUR

De la mensuration de la myopie.
Des atrophies syphilitiques d'emblée.
Corps étrangers de l'œil.
Rapports pathologiques de l'œil et de l'utérus.
Traumatisme curatif du pannus.
Névrotomies sus-orbitaires contre le blépharospasme.
De la kératite des moissonneurs.
Emploi thérapeutique de l'ésérine.
Leçons sur l'amblyopie toxique.
De la sclérotomie.
De l'action de la pilocarpine dans les affections oculaires.
Traitement des maladies des voies lacrymales.
Rétractions musculaires consécutives aux paralysies oculaires.
Des ossifications de la choroïde.
De l'ergotinine en thérapeutique oculaire.
De la rétinite périmaculaire.
Traitement chirurgical de la kératite interstitielle.
Traitement des granulations par le thermocautère.
Du glaucome infantile comparé au glaucome d'adulte.
Du chlorhydrate de cocaïne en thérapeutique oculaire.
De l'avancement musculaire.
Considérations sur le traumatisme de l'œil.
De la sclérotomie rétro-iridienne.
De l'intervention chirurgicale dans la luxation du cristallin.
Leçons sur le sarcome de la choroïde, l'ophtalmie des nouveau-nés, le traitement des kératites, de l'iritis, etc.
Traitement de l'entropion et de l'ectropion par la cautérisation ignée.
De la kératite phagédénique, etc., etc.

DE LA

CATARACTE

MANUEL OPÉRATOIRE

PANSEMENT — SOINS CONSÉCUTIFS

PAR

Le Docteur A. DEHENNE

PROFESSEUR LIBRE DE CLINIQUE OPHTALMOLOGIQUE
CHEVALIER DE LA LÉGION D'HONNEUR
OFFICIER DE L'INSTRUCTION PUBLIQUE
MEMBRE DE LA SOCIÉTÉ DE MÉDECINE DE PARIS,
DE LA SOCIÉTÉ D'OPHTALMOLOGIE, ETC.
MÉDECIN-OCULISTE DU COLLÈGE CHAPTAL, ETC.

QUATRIÈME ÉDITION

PARIS
G. STEINHEIL, ÉDITEUR
2, RUE CASIMIR-DELAVIGNE, 2

1897

AVANT-PROPOS DE LA 2e ÉDITION

Cet opuscule, publié en novembre 1888, a été accueilli avec faveur par le public médical. Il résumait impartialement l'état de nos connaissances sur l'opération de la cataracte. Je le réédite en y joignant le résumé de mes observations du mois de novembre 1888 au 31 août 1890. L'examen scrupuleux des opérations pratiquées pendant cette période me permet de maintenir mes conclusions de 1888.

Dr A. DEHENNE.

Paris, le 31 août 1890.

AVANT-PROPOS DE LA 4e ÉDITION

Cette nouvelle édition est dédiée aux confrères amis et bienveillants, qui m'ont fait l'honneur de trouver mon travail intéressant.

Depuis la première édition qui date de 1888, le manuel opératoire n'a guère varié dans ses parties essentielles, avec une nuance toutefois ; *je pratique toujours le lambeau inférieur*, qui me donne une sécurité complète pendant tout l'acte opératoire, quelle que soit la nervosité du patient. Suppression absolue de l'issue du corps vitré, et du renversement du lambeau, et cicatrisation aussi parfaite, aussi rapide qu'avec le lambeau supérieur, tel est le bilan du lambeau inférieur. L'iridectomie est l'exception, et comme je n'opère jamais la cataracte que lorsqu'elle est absolument mûre, l'iris rentre de lui-même, après la sortie du cristallin ; son excision est par suite tout à fait inutile. L'enclavement de l'iris ne se produisant en général que par le fait du gonflement de masses corticales non cataractées et adhérentes à la capsule, en obéissant au précepte précédent de n'opérer que les cataractes arrivées à maturité complète, j'évite les enclavements, sans qu'il soit pour cela nécessaire d'exciser un lambeau iridien.

J'ai supprimé de ma pratique depuis longtemps les solutions de sublimé et d'acide phénique pour le lavage des paupières (face externe et culs-de-sac conjonctivaux). Elles étaient beaucoup trop irritantes. La solution boriquée à 3 0/0 ou simplement l'eau bouillie suffisent pour assurer la propreté du champ opératoire.

Les instruments, munis de manches métalliques, sont stérilisés dans une étuve sèche dont la température s'élève à 120 ou 130° ; au moment de l'opération, ils sont plongés pendant 20 minutes dans une solution phéniquée forte à 5 0/0, portée à l'ébullition, et rincés dans de l'eau bouillie tiède.

Les mains de l'opérateur et de ses aides sont savonnées, et passées ensuite dans de l'alcool à 90°.

Pour les soins consécutifs, je n'ai pas varié depuis 20 ans. Je fais tous les pansements moi-même. Le pansement rare est la règle. Moins on touche à un œil opéré, plus sûrement et plus rapidement il guérit. J'ai renoncé à l'emploi des pommades au salol et à l'iodoforme ; elles provoquaient du côté de la peau des poussées eczémateuses qui amenaient souvent des démangeaisons intolérables.

Pour lè surplus, les conclusions de mon travail sont restées les mêmes qu'en 1886, 1888 et 1890.

Dr A. DEHENNE.

Paris, le 31 octobre 1897.

DE LA

CATARACTE

MANUEL OPÉRATOIRE

PANSEMENT — SOINS CONSÉCUTIFS

En 1886, j'ai publié dans l'*Union médicale* une note sur l'opération de la cataracte, en insistant principalement sur le manuel opératoire, sur sa simplification, sur l'asepsie rigoureuse de l'opéré, de l'opérateur, des aides et des instruments, toutes modifications heureuses et récentes, à cette époque, qui nous permettent de pratiquer cette opération, autrefois redoutée, avec une très grande simplicité, en abrégeant considérablement la convalescence des opérés, et surtout avec des résultats définitifs auxquels ne pouvaient prétendre nos prédécesseurs immédiats, même les plus habiles. Plusieurs facteurs entrent en jeu pour assurer cette perfection des résultats, et je répéterai aujourd'hui ce que je disais alors : « à la propreté, à l'antisepsie exécutée avec soin, il faut joindre le manuel opératoire plus parfait, plus simple surtout, et l'anesthésie locale, qui insensibilisant la cornée et la conjonctive nous permet dans la plupart des cas d'opérer avec une sécurité absolue ». J'ajouterai que les soins consécutifs, les pansements proprement et soigneusement faits ont une importance au moins égale.

De légères modifications apportées à la technique de l'opération et aux pansements, une sévérité plus grande exercée par l'opérateur sur lui-même et sur son entourage, me permettent aujourd'hui d'apporter une statistique très complète et supérieure comme résultats à celle que j'ai donnée à cette époque.

Du 15 juillet 1886 au 15 octobre 1888, j'ai pratiqué, tant en ville que dans les Maisons de santé où j'opère habituellement, 245 opérations de cataracte (1), que je diviserai en 2 séries, la 1re allant du 15 juillet 1886 au 15 juillet 1887 et comprenant 94 opérations, et la 2e du 15 juillet 1887 au 15 octobre 1888, où je trouve 151 opérations. Sur ce total de 245 opérations (2) je n'ai eu à déplorer que deux phlegmons de l'œil qui se sont terminés par atrophie du globe, et cela dans la 1re série (8 septem-

(1) Je laisse de côté avec intention les cataractes congénitales molles opérées chez l'enfant par discision, ou, de préférence, par extraction linéaire simple, les cataractes congénitales zonulaires pour lesquelles on se contente de pratiquer une iridectomie optique, les cataractes traumatiques, etc., etc. Les 245 opérations de cataracte sont comprises dans un total de 984 grosses opérations. La proportion des opérations de cataracte avec les autres est environ de 1/4.

(2) Voir plus loin (p. 41) la nouvelle statistique de 240 opérations espacées du 1er novembre 1888 au 31 août 1890 et (p. 50) la statistique de 1190 opérations pratiquées du 1er septembre 1890 au 31 octobre 1897.

bre 1886 et mars 1887) et tenant à des conditions tout à fait spéciales (les malades ayant défait leur pansement, l'avaient fait remettre par une fille de service aux mains sales), et trois irido-cyclites avec suppuration légère des bords de la plaie, et tenant aussi à des circonstances indépendantes absolument de l'opérateur, du manuel opératoire et des soins consécutifs. Les deux phlegmons et deux irido-cyclites appartiennent à la 1re série.

Dans la 2e série qui comprend 151 opérations, *je ne compte pas un seul phlegmon de l'œil ;* un seul cas d'irido-cyclite avec atrophie consécutive est à citer, et il est absolument du fait de la malade ; ce qui démontre péremptoirement que l'excès de précautions prises après l'opération depuis la 1re série a eu une influence très favorable sur le résultat définitif. En deux mots voici l'histoire de la malade qui seule, sur 151, n'a pas bénéficié de l'opération :

Mme A..., âgée de 72 ans, est opérée le 28 janvier 1888. Elle n'avait jamais quitté la campagne et se trouvant tout à coup transportée dans une Maison de santé de Paris, fut terrorisée. Son opération fut des plus régulières. Toutes les précautions antiseptiques furent minutieusement observées. Dans la nuit qui suivit l'opération, Mme A... fut prise de douleurs violentes d'iritis, accompagnées d'une suppuration des bords de la plaie, qui fut enrayée par l'ésérine à hautes doses, mais qui néanmoins se termina par une atrophie partielle du globe. J'appris qu'une demi-heure après son opération elle avait soulevé son pansement pour s'assurer qu'elle y voyait, et qu'au milieu de la nuit, pendant que sa garde-malade s'était assoupie, elle avait complètement enlevé son bandeau, et avec des mains qui étaient rien moins qu'aseptiques (1). Sa fille, du reste, à qui je racontai les faits, ne fut pas autrement étonnée de l'indocilité de sa mère (2).

Les bons résultats obtenus, je crois donc pouvoir les attribuer en grande partie aux précautions que j'exige de mes aides et des gardes chargées de surveiller mes malades.

Il y a 15 ans environ on attribuait une importance considérable aux germes atmosphériques, faisant jouer un rôle beaucoup moins actif aux microbes contenus dans les liquides de sécrétion normale ou anormale qui peuvent baigner la surface conjonctivale.

Mais en réalité tous nos efforts doivent tendre à neutraliser l'action malfaisante des microbes logés dans les culs-de-sac, qui, à cause de leur situation profonde derrière les paupières, sont en contact immédiat et permanent avec les yeux (3).

(1) Tout récemment un fait absolument semblable s'est passé et a eu exactement les mêmes conséquences. Comment l'éviter ? En liant les mains du malade ? Beaucoup s'y refusent. Heureusement c'est exceptionnel.

(2) Il y a huit jours j'entrais inopinément dans la chambre d'un malade, au moment où sa femme soulevait son bandeau pour s'assurer qu'il voyait. Ma présence évita un accident. On ne saurait trop recommander aux opérés de ne jamais toucher à leur pansement.

(3) Des expériences nombreuses ont démontré que malgré l'antisepsie la plus rigoureuse il reste toujours dans les culs-de-sac conjonctivaux des microbes extrêmement vivaces.

Leur action, chez les gens bien portants, est limitée par

En 1888, M. Lucas-Championnière, le savant vulgarisateur des méthodes antiseptiques, fit bon marché, à la Société de médecine publique, du milieu ambiant, à condition que l'atmosphère entourant immédiatement la partie opérée fût parfaitement aseptique. M. Abadie lui-même, revenant sur l'opinion émise par lui en 1883 et 1885, prononça les paroles suivantes au Congrès d'ophtalmologie de 1888 : « Depuis que je vois presque tous les chirurgiens, y compris Lister lui-même, renoncer au spray et avoir néanmoins d'aussi beaux succès que par le passé ; depuis que les analyses de l'air, faites au point de vue spécial qui nous occupe, ont montré qu'il ne renferme pas ou presque pas de microbes pathogènes, j'ai été conduit à penser que les inoculations infectieuses doivent se faire surtout par les instruments et les pansements ».

Pour ma part, je considère que les soins locaux sont tout ; on réussit aussi bien une opération dans une mansarde et dans une cave que dans un palais, à la condition que l'atmosphère, qui entoure immédiatement la partie opérée, soit privée de germes nuisibles, et que personne autre que le chirurgien ne touche au pansement pendant les huit ou dix premiers jours qui suivent l'opération. Ne confiant

la phagocytose, ou si l'on veut, par la résistance même des tissus à leur action nocive.

Le point capital est que les instruments ou les mains de l'opérateur n'apportent avec eux aucun germe nuisible.

Il est des cas, rares heureusement, où la résistance des tissus est inférieure à la virulence microbienne. C'est dans ces cas où, malgré toutes les précautions prises, on peut voir surgir des accidents.

jamais à personne le soin de panser mes opérés, et, bien plus, défendant à qui que ce soit de toucher au pansement avant mon arrivée, même s'il se dérange, j'ai pu opérer dans les conditions les plus défavorables, dans de véritables taudis où ne pénétraient ni l'air, ni la lumière, où l'on était obligé de se courber en deux pour ne pas heurter le plafond de la tête, le malade étendu pendant l'opération sur une mauvaise table cagneuse, et recouché ensuite dans un lit dont le plus bel ornement était constitué par des quantités innombrables de toiles d'araignées, ce qui n'empêchait pas d'obtenir une guérison rapide.

Mais aussi le champ opératoire avait été soigneusement lavé avant l'opération ; toutes les pièces à pansements et les solutions antiseptiques avaient été apportées par moi dans une serviette spéciale.

Le pansement avait été fait avec le plus grand soin, et, une fois le malade dans son lit, aucune personne n'avait plus le droit de s'en approcher, que celle chargée de lui donner à boire et à manger et de lui passer son bassin de nécessités, avec recommandation de ne toucher au pansement sous aucun prétexte, et dans tous les cas de ne s'approcher du malade qu'après s'être lavé les mains dans une solution que je préparais moi-même (solution phéniquée à 1 0/0). Toutes ces précautions peuvent paraître futiles au premier abord, mais j'affirme qu'elles sont indispensables si l'on veut éviter des accidents. Malgré tout il y en aura. Le cas de Mme A... que je viens de citer en est un exemple.

On rencontrera toujours des malades indociles,

ou des cas malheureux, inexplicables, comme ceux de M. L... et de M. de R... sur lesquels je reviendrai ; mais il est de notre devoir de les réduire au minimum possible, et pour cela il est indispensable que le chirurgien, *et je le répète à dessein*, ne confie à qui que ce soit le soin de panser ses opérés. Des catastrophes survenant chez des opérés qui m'étaient étrangers et que j'ai eues à constater quelque temps après qu'elles s'étaient produites, la genèse, la marche des accidents, etc., m'ont absolument confirmé dans cette opinion qu'un chirurgien, quelle que soit son habileté opératoire, quels que soient les soins méticuleux qu'il prenne pendant son opération, n'atteint jamais à des résultats aussi complets, aussi parfaits, s'il confie ses pansements à d'autres, que son collègue, peut-être moins habile, mais qui ne comptera que sur lui-même. Ce mémoire, la statistique que j'ai donnée plus haut et celles qui sont annexées à ce travail n'ont pour but que de démontrer le bien fondé de mon affirmation. Tout ce que je dis ici a rapport à la chirurgie oculaire ; mais je suis formellement convaincu qu'en chirurgie générale l'on peut tirer les mêmes conclusions de faits absolument semblables. Pour attribuer aux soins consécutifs une très grande part dans le succès, je ne me base pas seulement sur ma pratique, mais, je le répète, sur ce que je puis observer autour de moi, sur les communications faites, sur les statistiques présentées aux sociétés savantes, et je suis toujours amené à faire la même remarque, c'est que l'on parle avec force détails des soins minutieux donnés au malade avant l'opération, des précautions particulières prises pendant l'opération, mais *des soins consécutifs pas un mot ou très peu de chose.*

Un de nos confrères, j'ajouterai un de nos maîtres, aussi habile opérateur qu'excellent clinicien, d'une probité scientifique incontestable, publiait il y a quelque temps une statistique de ses opérations de cataracte qu'il pratique en nombre extrêmement considérable. Il décrivait les précautions excessives prises avant l'opération (grands bains, toilette générale du malade, lavages antiseptiques de la barbe, des cheveux, des sourcils, etc.), l'antisepsie très minutieuse faite pendant l'opération, la préparation spéciale des instruments, etc., et il s'étonnait de voir que, malgré tout, sa statistique présentait 5, 6, 7 insuccès pour 100. Pour ma part, sans savoir le moins du monde ce qui se passe dans son milieu, étant données l'habileté de l'opérateur, et les précautions prises, je crois pouvoir affirmer que les accidents sont imputables à ceux qui font les pansements, et qui sont certainement moins attentifs et moins méticuleux que le maître. Ces insuccès, je ne me les explique pas autrement et je ferai remarquer que le chirurgien auquel je fais allusion, et qui s'étend avec beaucoup de raison sur les soins à prendre avant et pendant l'opération, ne dit pas un mot des soins consécutifs. Et voilà pourquoi j'ai cru devoir insister sur ce point tout spécial, qui pour moi acquiert une grande importance, presque égale à celle du manuel opératoire. J'arrive du reste à la technique de l'opération de la cataracte, telle que je la comprends.

S'il m'était permis de faire un reproche courtois

aux auteurs des livres classiques qui ont vu le jour dans ces quinze dernières années, je leur dirais qu'ils consacrent de trop longues pages à la description de procédés opératoires que l'on ferait beaucoup mieux de reléguer dans le domaine historique et à la description d'instruments qui figureraient en meilleure place dans un musée, que dans la trousse du chirurgien. Les longues pages, consacrées à des opérations *que l'on ne peut pas, que l'on ne doit pas conseiller*, trompent les jeunes médecins qui, livrés à eux-mêmes, se laissent entraîner à tenter des opérations dont l'insuccès est presque la règle. De l'opération de Daviel, il reste le principe même de l'extraction de la cataracte.

Ce fut un progrès immense à l'époque où Daviel proposa de la substituer à l'abaissement, mais il ne viendra à l'esprit de personne de proposer à l'heure actuelle d'opérer la cataracte à la manière de Daviel.

De l'opération de de Graefe, comme on l'a dit très justement, il reste le couteau, instrument merveilleux, délicat, admirablement proportionné à l'organe qu'il doit entamer, *surtout lorsqu'il est très mince et très fin*, et qui doit remplacer absolument tous les autres instruments tranchants qui, comme le couteau de Beer, le couteau lancéolaire (1), sont des instruments disproportionnés, peu en rapport avec le fini des opérations où on

(1) Le couteau lancéolaire est un instrument excellen- pour pratiquer l'extraction simple des cataractes congénitales molles, sans noyau, procédé bien supérieur à celui des discisions successives.

les employait, et ne permettant pas à l'opérateur d'avoir la délicatesse de toucher, que nécessite une opération de cataracte. Il ne viendra non plus à l'esprit de personne de recommander l'opération de de Graefe, telle que la pratiquait le maître à ses débuts.

Lorsque de Graefe proposa son extraction linéaire avec iridectomie, il y fut amené par le grand nombre de suppurations qui suivaient l'opération de Daviel. Il voulut restreindre le champ opératoire, persuadé que les chances de suppuration étaient en raison directe de l'étendue du lambeau. En cela, il se trompait ; avec l'asepsie rigoureuse, une grande plaie se cicatrise aussi vite et aussi bien qu'une plaie de petites dimensions. Par une plaie linéaire la sortie du cristallin ne pouvait se faire qu'à la condition de pratiquer une brèche à l'iris ; d'où le conseil donné par de Graefe de l'exciser. Peu à peu les opérateurs, gênés par la linéarité de la section, abandonnèrent le terrain sclérotical pour entrer dans la cornée, et taillèrent un petit lambeau cornéen de 3 millim. de hauteur environ, en conservant l'iridectomie : c'est à cette dernière opération que l'on avait conservé bien à tort le nom de de Graefe, *le principe de la linéarité étant complètement abandonné.* Puis la découverte de l'anesthésie locale aidant, on supprima l'iridectomie, que l'on conserva pour des cas tout à fait spéciaux, et on en arriva au procédé que je vais décrire, chaque opérateur le modifiant quelque peu suivant ses goûts et ses aptitudes. Des discussions de priorité ont eu lieu maintes fois à ce sujet. Tous ces perfectionnements se sont faits à peu près en même temps ; chaque chirurgien améliorait à l'insu de son voisin et il y était naturellement amené par les progrès de l'asepsie et de l'anesthésie locale. Pour peu qu'un opérateur soit intelligent, et qu'il voie un grand nombre de malades, il se perfectionne en même temps et aussi bien que son collègue d'à côté qui se trouve dans les mêmes conditions que lui.

Manuel opératoire. — Dans les cas simples, et ce sont heureusement les plus fréquents, voici le procédé que j'emploie :

Le malade est couché dans un petit lit de fer auprès d'une fenêtre bien éclairée. Je donne indifféremment au lit deux positions, suivant la disposition même de la chambre du malade ; ou bien le lit est placé de façon que l'œil à opérer soit placé du côté de la fenêtre, ou bien le lit est placé en face de la fenêtre, les pieds du malade touchant à la fenêtre. Les deux dispositions sont également bonnes. L'opérateur doit s'arranger de façon à ne pas se gêner lui-même, et à ne pas être gêné par son aide. A la rigueur, si l'on a affaire à un malade très docile, on peut faire l'opération *seul*, *sans aides*, comme je le faisais remarquer il y a quelques années ; mais il vaut beaucoup mieux être bien entouré, car l'on ne sait jamais exactement en commençant une opération comment elle se terminera. Il faut toujours compter sur l'imprévu.

Une petite purgation prise la veille de l'opération peut être utilement recommandée (antisepsie intestinale) (1).

(1) Depuis quelques années, j'ai pris l'habitude d'appli-

Le malade étant couché, la tête basse et sur un traversin ordinaire, on lui instille 5 à 6 gouttes du collyre au chlorhydrate de cocaïne au 1/20 ; puis on procède très minutieusement au nettoyage des paupières (face interne et externe), des culs-de-sac conjonctivaux, des cils et des sourcils, avec du coton hydrophile antiseptique trempé dans une solution boriquée à 3 0/0, l'opérateur et ses aides s'étant préalablement lavé les mains au savon et les ayant rincées dans une solution boriquée à 3 0/0 ou une solution phéniquée à 1 0/0, ou dans l'alcool à 90° (1). Les ongles doivent être nettoyés avec le plus grand soin. Le nettoyage des paupières et des culs-de-sac est parfaitement supporté grâce à la première instillation de cocaïne (2).

quer sur l'œil à opérer, 24 heures avant l'opération, un pansement d'épreuve, consistant en une rondelle de coton hydrophile sec, maintenu par un tour de bande. Le pansement est retiré au moment de l'opération. S'il est intact, vierge de toute sécrétion, j'opère sans crainte. Dans le cas contraire, l'opération est remise à une date ultérieure jusqu'à ce que le coton, appliqué pendant 24 heures, soit absolument propre.

(1) Il faut complètement rejeter l'emploi des solutions de sublimé, qui irritent la conjonctive, et peuvent produire le desquamation de la surface épithéliale de la cornée. A défaut d'eau boriquée, l'eau bouillie est indiquée.

(2) L'utilité du lavage de la face interne des paupières, auquel il ne faut jamais manquer, a été démontrée dans un travail fort intéressant de M. le Prof. Gayet, communiqué au Congrès d'ophtalmologie de 1887. La plupart des yeux humains recèlent habituellement des germes, et très souvent ces germes sont infectieux ; s'ils ne sont pas plus souvent nuisibles, c'est qu'ils ne trouvent pas de terrain favorable à leur pullulation. L'idée du milieu propice au

Il est bien entendu que l'on n'opère pas un malade atteint de conjonctivite, de granulations, de kératite,ou de dacryocystite aiguë ou chronique, avant qu'il ne soit absolument et complètement guéri de ces diverses affections. Au premier abord, il paraît oiseux de faire semblable recommanda-

développement des germes est acceptée à l'heure actuelle par la plupart des chirurgiens ; *elle explique les cas où l'infection s'est produite, malgré les précautions les plus minutieuses qui ont été prises.* Si l'on rejetait cette idée on ne comprendrait pas les expériences si bien menées de M. Gayet, où sur 102 opérations pratiquées avec succès, les tubes d'expérience s'étaient montrés fertiles 79 fois ; et il ne s'agit pas ici de bons ou de mauvais microbes. Dans un cas de succès complet, M. Gayet avait constaté dans un tube d'expérience, avant le pansement du malade, une belle plaque de staphylococcus aureus, auquel il donne à juste titre, ainsi qu'à son compère le staphylococcus albus, l'épithète de malfaiteur avéré. La meilleure préparation antiseptique en chirurgie oculaire est la solution boriquée à 3 0/0 beaucoup moins irritante que le sublimé et l'acide phénique.

Au Congrès de 1883, M. de Wecker a recommandé un exact lavage des mains dans l'acide phénique, après savonnage ; ce lavage est impérieusement réclamé, chaque fois qu'on lève le pansement. Ce conseil très judicieux est basé sur l'expérience suivante : savonnez-vous largement les mains avec du savon sous un filet d'eau et laissez celui-ci chasser complètement le savon ; puis, sans vous essuyer les mains, faites alors dans une cuvette un lavage soigneux avec une solution d'acide phénique à 2 1/2 0/0. L'aspect que présentera cette solution phéniquée permettra de vérifier la justesse de la réflexion de de Wecker, inspirée du reste par un article antérieur de Nussbaum (de Munich). Cette idée a été reprise récemment à la Société de biologie. Les auteurs de cette note conseillent aux chirurgiens de se tremper les mains, après savonnage complet, dans de l'alcool à 90°.

tion ; mais elle n'est pas tout à fait aussi inutile qu'elle le paraît au premier abord ; un de mes élèves, ancien interne fort distingué des hôpitaux de Paris, me disait, il y a quelques jours, que dans les différents hôpitaux de province où il avait commencé ses études, il avait vu opérer des cataractes chez les malades atteints de suppuration du sac, sans que le chirurgien s'en inquiétât le moins du monde. Le résultat ne se faisait pas attendre, et le lendemain le phlegmon de l'œil était déclaré.

Le nettoyage étant complètement fait, et à la rigueur on peut pousser la précaution jusqu'à faire une injection d'eau boriquée par les voies lacrymales, on procède à l'opération. Pour l'œil droit, je me place derrière le malade, et pour l'œil gauche sur le côté. J'ai adopté d'une façon générale le lambeau inférieur, aussi bien pour l'œil droit que pour l'œil gauche. Il me donne une plus grande sécurité. Il évite presque tous les accidents opératoires. Quelle que soit l'indocilité du malade, il n'y a pas à redouter l'issue du corps vitré. Pendant et après l'opération, il n'a pas, comme le lambeau supérieur, tendance à se replier sur lui-même, surtout lorsque les paupières sont animées de mouvements spasmodiques que rien ne peut arrêter.

J'instille encore 5 à 6 gouttes de collyre à la cocaïne (1), et je dis au malade que je vais m'as-

(1) Chez les vieillards surtout, il faut éviter de faire plus de deux instillations du collyre à la cocaïne au 1/20, à cause de l'affaissement de la cornée qui s'ensuit, et qui

surer si son œil est insensibilisé : pendant que je suis censé m'occuper de l'anesthésie de l'œil, j'ai le temps de pratiquer l'opération tout entière, sans que le patient s'en aperçoive, jusqu'à la sortie du cristallin inclusivement. Si l'on se trouve en présence d'une cataracte sénile dure, tout est terminé. Si la cataracte est demi-molle, il reste à faire le nettoyage de la pupille (1).

Je n'instille, *avant l'opération*, ni atropine (2), ni ésérine. L'écarteur à ressorts et coudé sur le nez étant placé, je fixe très doucement le globe de l'œil à l'aide d'une pince à fixation sans arrêt et à dents émoussées, et je saisis la conjonctive et le tissu cellulaire sous-conjonctival au niveau du diamètre horizontal de l'œil et sans exercer aucune pression sur le globe. Puis me servant d'un couteau de de Graefe long, mince et étroit, le fil de fer tranchant auquel j'ai fait allusion dans une précédente communication, je pénètre dans la

est extrêmement gênant pour la sortie régulière du cristallin, et pour le nettoyage de la pupille.

(1) Les instruments sont placés dans un récipient en porcelaine blanche, ou plutôt dans une cuvette métallique, dans laquelle on a fait flamber de l'alcool à 90°, dans une solution boriquée à 3 0/0 ou dans de l'eau bouillie tiède, après avoir été stérilisés dans une étuve sèche dont la température a été portée à 120 ou 130° et plongés ensuite pendant une vingtaine de minutes dans une solution phéniquée bouillante à 5 0/0.

(2) Je ne fais une instillation d'atropine, que dans le cas où la cataracte demi-molle refoule l'iris en avant, et réduit tellement le diamètre de la chambre antérieure que le passage du contenu est rendu trop difficile, et expose l'opérateur à blesser l'iris.

chambre antérieure, un peu en dedans du limbe scléro-cornéen, je traverse la chambre antérieure, sans toucher à la cristalloïde, et je fais la contre-ponction au point diamétralement opposé. A ce moment le côté non tranchant du couteau se trouve tangent au bord inférieur de la pupille fortement contractée. C'est le meilleur point de repère que j'aie trouvé pour les points de ponction et de contre-ponction. Puis, très doucement, à l'aide de petits mouvements de scie, je *détache* un lambeau que je termine à 1 millim. environ du limbe cornéo-sclérotical (1).

Puis j'enlève l'écarteur, avant de procéder au second temps de l'opération, à l'ouverture de la capsule antérieure, à la kystotomie.

Abandonnant la pince à fixation, aussitôt le lambeau cornéen terminé, on introduit à plat le kystitome, simple crochet tranchant ; lorsqu'il a atteint le bord supérieur de la pupille, on retourne le tranchant du côté de la cristalloïde que l'on incise de haut en bas en deux ou trois points, et on le retire comme on l'a rentré, c'est-à-dire à plat, en ayant soin de ne contusionner ni l'iris, ni les bords

(1) Il est un autre procédé de taille du lambeau, que je pratique fréquemment, et qui donne également d'excellents résultats. Aussitôt après la contre-ponction, je fais exécuter au couteau un mouvement qui amène le manche en haut et le tranchant en bas, je taille d'un seul coup la demi-circonférence interne, puis immédiatement par un mouvement en sens inverse, je taille la demi-circonférence externe ; le tranchant étant replacé parallèlement à la face antérieure de l'iris, je termine doucement sans me presser la section en pleine cornée, à un millimètre du limbe scléro-cornéen.

de la plaie. Cette manœuvre assez délicate s'exécute pourtant facilement et n'offre aucun danger, si l'on a soin d'employer un instrument parfaitement aseptique. Quelques opérateurs incisent la capsule avec la pointe du couteau de de Graefe, au moment de la traversée de la chambre antérieure, entre la ponction et la contre-ponction. Ils suppriment ainsi un temps de l'opération. Je trouve pour ma part que l'opération perd en régularité ce qu'elle peut gagner en rapidité.

La kystitomie peut se faire à l'aide de pinces kystitomes fort ingénieuses, et à mors postérieurs. On enlève ainsi toute la capsule antérieure, et on se met par cela même plus facilement à l'abri de cataractes secondaires. Les pinces kystitomes m'ont rendu les plus grands services dans les cas d'épaississement capsulaire ; dans les cas ordinaires, je donne la préférence au kystitome simple dont la manœuvre est plus facile.

La capsule antérieure étant ouverte, je recommande au patient le calme le plus absolu, lui persuadant toujours du reste que l'opération n'est pas commencée ; puis, le faisant regarder légèrement en haut, avec le pouce de la main gauche j'abaisse légèrement la paupière inférieure, en faisant entre-bâiller les lèvres de la plaie, et exerçant de douces pressions de haut en bas avec l'index de la main droite sur le globe de l'œil à travers la paupière supérieure, je fais sortir très lentement le cristallin, dont le bord déplisse l'iris en l'engageant entre les lèvres de la plaie. Si le noyau est entouré de masses corticales, je continue sans interruption les pressions de haut en bas jusqu'à ce que le sac capsulaire soit complètement vidé.

Le malade ferme alors doucement les yeux et je lui annonce que l'opération est complètement terminée. Généralement l'iris rentre de lui-même, sinon on aide à sa rentrée en exerçant à travers la paupière un petit massage très doux sur le globe de l'œil.

Si celui-ci ne suffit pas, on fait rentrer l'iris à l'aide d'une spatule mince de gutta-percha, en essayant surtout de bien dégager les extrémités de l'incision.

S'étant assuré que la pupille est nette, régulière et parfaitement noire, on instille 7 à 8 gouttes d'un collyre au salicylate d'ésérine au 1/300 ; on nettoie une dernière fois le cul-de-sac conjonctival à l'aide de coton hydrophile trempé dans une solution boriquée et on applique le pansement.

Chez les nerveux, c'est un aide exercé, qui écarte les paupières avec les doigts, suffisamment pour mettre la cornée à découvert. On peut se servir d'écarteurs à manches. Je saisis la conjonctive comme dans l'opération ci-dessus, et je fais exactement de même ma ponction et ma contre-ponction ; puis j'abandonne la pince à fixation, et je termine mon lambeau très doucement : l'œil est fixé par le couteau. Chez ces malades, en général, étant donné qu'ils se contractent toujours, quoi qu'on fasse, l'iris a tendance à faire hernie, et à suivre le bord postérieur du couteau. Au moment précis où l'on termine le lambeau, l'aide lâche les paupières, l'œil se ferme naturellement. De cette façon jamais l'on n'a de propulsion brusque du cristallin et de sortie en masse du corps vitré.

La rentrée parfaite de l'iris est quelquefois un peu plus difficile à obtenir ; mais l'ésérine aidée du massage à travers la paupière inférieure empêche presque toujours l'enclavement iridien (1).

L'opération de la cataracte, pratiquée de cette façon, devient donc une chose relativement simple, entre des mains exercées.

Comme instruments :

1° Un couteau de de Graefe très mince et très étroit ;

2° Une pince à fixation à mors mousses et sans cran d'arrêt, ou une simple pince à griffes ;

3° Un kystitome simple ou des pinces kystitomes ;

4° Un blépharostat à ressorts très doux ;

5° Une petite spatule métallique destinée à faire rentrer l'iris récalcitrant.

A la rigueur, on pourrait faire une opération de cataracte, et la réussir parfaitement, en ne se servant que du couteau de de Graefe. Mais ce n'est pas là le procédé que je recommande à cause de sa difficulté quoique je l'aie pratiqué avec succès, pendant trois années consécutives, et sans avoir

(1) On a prétendu que l'ésérine n'agit pas sur un œil dont la chambre antérieure a été vidée. Je me suis assuré de l'action de l'ésérine quelques minutes après mon instillation, et j'ai toujours trouvé la pupille contractée à son maximum, après ce court laps de temps écoulé.

Bien plus, lorsque 4 ou 5, et même 8 jours après l'opération, je découvre l'œil opéré pour la première fois, je trouve toujours la pupille encore contractée. Je suis convaincu que l'emploi judicieux du salicylate d'ésérine, après l'extraction de la cataracte, est absolument utile.

eu d'accidents. D'une façon générale, il vaut mieux fixer le globe de l'œil ; le lambeau ainsi taillé est plus régulier.

En résumé, dans les cas simples :

Nettoyage parfait du champ opératoire à l'aide d'une solution boriquée à 3 0/0 ou avec de l'eau bouillie, après une 1re instillation de cocaïne au 1/20. Asepsie rigoureuse des instruments (solution phéniquée au 1/20 bouillante et stérilisation à l'étuve à 120°), 2e instillation du collyre à la co caïne. Écartement des paupières, soit avec le blé pharostat à ressorts, soit par les mains d'un aide exercé.

Fixation de l'œil à l'aide d'une pince à mors mousses et sans cran d'arrêt, ou avec la pince à griffes.

Lambeau presque scléro-cornéen à la base et cornéen au sommet, pratiqué à l'aide d'un couteau de de Graefe très mince et très étroit.

La corde de l'arc, ou la base du lambeau, peut être représentée par le dos du couteau passant tangentiellement au bord inférieur de la pupille fortement contractée.

Ouverture de la capsule à l'aide du kystitome (1).

Expulsion du cristallin et des masses corticales par des pressions douces pratiquées sur le globe de l'œil à travers la paupière supérieure de haut en bas.

Instillation de l'ésérine, et manœuvre de la petite

(1) Lorsque l'on pratique le lambeau inférieur, que je préconise, on peut enlever l'écarteur, après l'ouverture de la capsule.

spatule, si l'iris a tendance à faire hernie entre les lèvres de la plaie.

Il est un instrument que je n'emploie que dans des cas tout à fait spéciaux, et dont je considère le maniement habituel comme ne devant jamais être conseillé ; c'est la curette.

Il est des chirurgiens qui s'en servent presque constamment et, j'en suis convaincu, au grand détriment de leurs opérés. Si j'en parle ici, c'est que dans tous les traités classiques on en fait mention, et que beaucoup de gens se figurent que l'on ne peut faire une opération complète de cataracte sans la curette. C'est une erreur. Moins on emploie d'instruments, plus on a de chances de succès.

J'ai fait usage de la curette chez une vieille dame et chez un jeune homme complètement sourds, desquels je n'aurais rien pu tirer. Après avoir fait une petite iridectomie, destinée à faciliter la manœuvre de la curette, j'accrochai le cristallin, en passant la curette en arrière de la lentille, et j'obtins chez les deux patients un excellent résultat.

Il en fut de même chez un vieillard récalcitrant atteint de cataracte adhérente. C'est donc tout à fait exceptionnellement que j'ai employé cet instrument.

Il ne m'a pas causé d'accidents, mais, la sortie du cristallin se faisant très bien sans son aide, je me refuse à en faire un usage habituel.

Il y a 12 ans je m'élevais déjà contre les lavages intra-oculaires ; je les prétendais inutiles et dangereux. Si les instruments employés sont aseptiques, il devient inutile de faire dans la chambre antérieure, *milieu aseptique*, des injections antiseptiques, dont le moindre inconvénient est d'altérer la membrane de Descemet. Si c'est uniquement pour débarrasser le sac capsulaire de ses dernières masses corticales, j'affirme que le nettoyage se fait tout aussi bien sans injections intraoculaires, et avec beaucoup plus de sécurité. On en est du reste bien revenu, et j'ai entendu dire que les partisans les plus chauds des lavages intra-oculaires y avaient sinon complètement renoncé, du moins en avaient singulièrement restreint l'emploi. Pour faire le procès des lavages intra-oculaires, après l'extraction de la cataracte, je me contenterai de citer les paroles de M. le Prof. Panas qui, au mois d'avril 1885, était le partisan le plus convaincu des injections intra-oculaires, et qui disait textuellement au Congrès d'ophtalmologie de 1887 : « Il ne faut pas compter beaucoup sur elles (les injections intra-oculaires) pour le nettoyage de la chambre antérieure. Et puis l'œil est un organe bien délicat, et la quantité des liquides à injecter dans son intérieur ne saurait jamais être considérable. *Bref, c'est par de bons procédés opératoires qu'il faut nettoyer l'œil.* » Je souligne cette dernière phrase, car c'est absolument l'opinion que j'ai émise dans la note sur la cataracte que j'ai publiée en 1886 (1).

(1) Au 31 août 1890, mon opinion n'avait pas varié. Du 20 mars 1884 au 31 août 1890, j'ai pratiqué 640 opérations de cataractes, sans lavages intra-oculaires, et je n'ai pas eu à les regretter.

Aujourd'hui en 1897, je considère toujours les lavages intra-oculaires comme inutiles et dangereux après une nouvelle série de 1190 opérations.

Du reste ces lavages qu'il faut proscrire, quoique l'on ait dit avec une certaine audace qu'ils étaient le complément indispensable de l'opération de la cataracte, ces lavages de la chambre antérieure sont de date très ancienne. St-Yves les faisait déjà en 1722 pour chasser des hypopions. Heymann les reprit en 1864 dans le but de débarrasser l'œil d'hyphémas. MM. Junge et M'Keown les ont employés dès 1885 dans toutes les opérations de cataracte?

Dans la séance du 30 avril 1886 du Congrès d'ophtalmologie, le Dr Wircherkiewicz (de Posen) lut un mémoire sur l'irrigation des chambres de l'œil pour l'opération de la cataracte et la recommanda comme méthode opératoire des cataractes non mûres. L'oculiste de Posen employait le plus souvent une solution d'acide borique à 1/100 bouillie et refroidie à 30° C. ; dans quelques cas il a remplacé ce liquide par une solution d'acide phénique à 1/100 et par une solution de sublimé à 1/2000, mais il a dû y renoncer à cause de l'irritation de l'iris et de l'opacification consécutive de la membrane de Descemet ; dans quelques cas aussi il a fait usage d'eau distillée salée dans la proportion de 7 sur 1000, après l'avoir bien filtrée, bouillie et refroidie à 30° C. Le but poursuivi par St-Yves, Heymann, Junge, M'Keown et Wircherkiewicz était un lavage de la chambre antérieure ayant pour effet d'entraîner au dehors des éléments qu'on désirait voir s'échapper de l'œil. M. Panas, dès 1885, visa la destruction des germes et voulut porter la désinfection, suivant ses propres paroles, « jusque dans les profondeurs de la chambre antérieure ».

Dans la même séance du Congrès M. de Wecker proposa d'introduire directement l'ésérine dans la chambre antérieure ; son but était « l'étalement complet de l'iris avec contraction permanente du sphincter s'exerçant sur une surface absolument nette et uniquement formée par la fossette hyaloïde ». Il avait recours à cet effet à des injections pratiquées avec une solution à 4 0/0 d'acide borique dans de l'eau distillée bien bouillie et contenant 25 0/0 de salicylate d'ésérine. La contraction permanente du sphincter iridien, et tous les opérateurs seront de mon avis, s'obtient tout aussi bien par l'instillation d'un collyre à l'ésérine au 1/200 grâce à la cocaïne qui livre l'iris à l'action de l'ésérine suivant une expression imagée de M. de Wecker.

Enfin, en 1887, M. Vacher vint faire le panégyrique des lavages intra-oculaires, en en réclamant pour lui la priorité. Il avoue qu'après le lavage antiseptique de la chambre antérieure, la cornée devient le siège d'un trouble assez considérable qui persiste assez longtemps et peut faire croire à une sclérose par défaut de nutrition.

D'après les confidences qui m'ont été faites, le trouble de la cornée est *très considérable, persiste très longtemps, et quelquefois même ne disparait jamais*. Si l'on ajoute à cela la contusion des lèvres de la plaie par l'instrument de lavage, la rupture de l'hyaloïde, la déchirure de l'iris, l'issue du corps vitré, les hémorrhagies consécutives, etc., on verra que le lavage intra-oculaire n'est pas une chose dont on doit se faire tant de gloire.

Pansement. — Aussitôt l'opération terminée,

j'applique sur les deux yeux un petit tampon de coton hydrophile trempé dans une solution boriquée à 3 0/0 et je maintiens le tout à l'aide d'un tour de bande fine et légère, en recommandant bien de laisser le malade absolument tranquille. Lorsque l'opéré ne se plaint pas, je le laisse, sans y toucher, pendant 4 ou 5 jours, 8 jours même, si le malade ne proteste pas trop.

Quatre jours environ étant écoulés, je lève le pansement ; je lave le bord des paupières très doucement avec du coton hydrophile trempé dans de l'eau bouillie, de façon que le malade ouvre les yeux de lui-même, *sans efforts*. En général, et dans l'immense majorité des cas, les cils ne sont même pas agglutinés, la conjonctive ne présente aucune injection, et la pupille est parfaitement ronde et sensible à l'action de la lumière.

Comme pansement,et *sur l'œil opéréseulement*, du coton sec ou légèrement humecté ; l'autre œil est laissé libre, à la grande satisfaction du malade, surtout s'il voit encore un peu. Le pansement est renouvelé par moi-même tous les matins. A partir du 8e jour, on remplace le pansement dans la journée par un simple petit carré flottant de percale ou de soie noire, doublé de toile fine. Le pansement au coton est réappliqué pour la nuit et cela au moins pendant 15 jours. On peut substituer au carré flottant des lunettes fumées, forme coquille, teinte n° 3. A partir du 15e jour en moyenne, on fait le choix des lunettes correctrices de l'amétropie, afin de donner satisfaction au malade ; mais ce n'est guère qu'à partir de la 3e semaine qu'on lui permet de s'en servir d'une façon un peu courante, en lui recommandant de ne pas essayer de lire avant qu'il se soit écoulé de 5 à 6 semaines, à partir du jour de l'opération. Généralement j'instille le collyre à l'atropine le 8e jour.

L'emploi de l'ésérine, le jour même de l'opération, a l'immense avantage de s'opposer aux enclavements de l'iris, et met plus sûrement à l'abri de toute infection des bords de la plaie. Par lui-même, le salicylate d'ésérine est antiseptique ; de plus, tendant fortement l'iris et contractant la pupille au maximum, il empêche l'arrivée des germes infectieux s'il y en a, jusque dans le sac capsulaire, que l'on a démontré être un bouillon de culture très favorable au développement des micro-organismes.

Quelquefois une petite trame très fine se forme dans le champ pupillaire, *deux et même trois ans après l'opération*, et diminue singulièrement l'acuité visuelle de l'opéré. La discision est applicable à cette minuscule toile d'araignée, à peine visible à l'éclairage oblique.

M. L... a été opéré par moi d'une cataracte sénile de l'œil droit au mois de mai 1887. Le succès a été parfait. M. L..., 15 jours après son opération, lisait et écrivait facilement. Son état n'avait pas cessé d'être satisfaisant jusqu'au commencement de septembre 1888, époque à laquelle il s'aperçut que la lecture devenait de jour en jour plus difficile.

A ce moment, il se trouvait en villégiature dans le Nord, et des intérêts de famille l'empêchèrent de venir immédiatement à Paris. Je reçus sa visite vers le 10 octobre, et m'assurai que la lecture courante des caractères moyens d'imprimerie était devenue impossible. Un examen attentif à l'éclairage latéral me permit d'apercevoir une pellicule très mince tendue en arrière de la pupille. J'instillai quelques gouttes d'atropine et de cocaïne. La pupille se dilata. Je discisai cette petite toile, et cinq minutes après M. L... lisait aussi couramment et aussi facilement que s'il n'avait jamais rien eu.

J'eus l'occasion de pratiquer une semblable discision à l'œil droit d'un vieux prélat qui avait été opéré deux ans auparavant par un de mes confrères de Paris. Il était venu se faire opérer l'œil gauche par moi, parce qu'ayant pu lire et écrire pendant près de 2 ans avec son œil droit, depuis un mois environ, il ne pouvait plus se servir de cet œil qui s'était voilé. Je lui pratiquai une petite discision, et cinq minutes après il se remit à lire couramment. Néanmoins il me demanda d'opérer son œil gauche, pour lequel j'obtins un résultat excellent (1).

Sur les cinq accidents mentionnés dans le courant de ce travail, les trois dont j'ai déjà parlé

(1) Ces faits ne sont pas rares. Je ne crois pas m'avancer beaucoup en affirmant que sur 100 malades parfaitement opérés, et jouissant immédiatement d'une acuité visuelle parfaite, on peut en noter 4 ou 5, qui, 2, 3 ou 4 ans après leur opération, s'aperçoivent d'une diminution de leur puissance visuelle, se traduisant par l'impossibilité de lire des caractères moyens d'imprimerie. On les examine attentivement à l'éclairage latéral, et l'on aperçoit dans le champ pupillaire, une petite pellicule à épaisseur et consistance variables. Après atropinisation, on divise cette pellicule, et la vision redevient instantanément nette.

étaient absolument imputables aux malades qui avaient défait leurs pansements ou les avaient fait remettre par des gens aux mains peu ou pas aseptiques.

Les deux autres se sont présentés dans des conditions tout à fait singulières et, à mon avis, difficilement explicables.

Mme de B..., âgée se 72 ans, est opérée le 15 février 1887. D'une bonne santé générale, elle est sujette à des érysipèles à répétition de la face qui surviennent, prétend-elle, sous l'influence d'une légère émotion, ou même d'un refroidissement insignifiant. Je ne me laisse pas arrêter par cette considération qui me paraît secondaire, étant donnés les procédés opératoires et les pansements antiseptiques dont nous disposons. L'opération se passe très régulièrement. Néanmoins je laisse à côté de la malade un de mes aides, chargé de m'envoyer un télégramme à la moindre alerte. Le soir même je suis appelé en toute hâte. Mme de B... souffre beaucoup. Toute la face du côté de l'œil opéré présente une teinte érysipélateuse. La fièvre est intense. Les paupières sont fortement gonflées et œdémateuses. La conjonctive est injectée et la pupille contractée, l'humeur aqueuse est trouble ; un petit grumeau de pus sépare légèrement les lèvres de la plaie. J'instille immédiatement dans l'œil un collyre à l'ésérine au 1/200 et je recommande de renouveler les instillations toutes les six heures, excepté si la malade dort. Je prescris en même temps une pommade au sublimé au 1/3000 et des applications chaudes d'eau également au sublimé (1/2000) (1). Le lendemain, la détente est très marquée. La suppuration et le phlegmon de l'œil sont évités. Mais la cornée est restée trouble dans la plus grande partie de son étendue, la pupille a contracté des adhérences, et le globe s'est atrophié, de façon que j'ai considéré toute intervention nouvelle comme inutile.

Je n'ai jamais pu considérer ce fait comme se trouvant sous la dépendance d'une infection venant de l'opérateur ou de ses instruments. Après avoir opéré Mme de B..., je fis dans la même ville, et dans l'heure qui suivit, deux opérations de cataracte, en prenant les mêmes précautions, avec les mêmes aides et les mêmes instruments. Les deux autres patients guérirent parfaitement. Je serais tenté de croire que le microbe de l'érysipèle, latent au moment de l'opération, s'est réveillé sous l'influence du traumatisme (2), et n'a pu être annihilé par les antiseptiques employés.

Pouvait-on éviter cet accident, je ne le crois pas. Devait-on reculer devant une opération de cataracte nécessaire ? Je ne le pense pas non plus.

Le second fait n'est pas moins singulier au point de vue de la genèse de l'accident.

M. H.. est opéré un dimanche du mois de mai 1887. La guérison se fait avec une rapidité merveilleuse ; le 6e jour, M. H.... peut mettre ses lunettes fumées. Il n'a pas eu une minute de souffrance, Le 7e *jour*, le samedi, il est pris d'une dou-

(1) Comme on l'a vu plus haut, j'ai tout à fait renoncé à l'emploi des solutions de sublimé en chirurgie oculaire.

(2) De l'érysipèle soudain, par A. Dehenne. *Progrès médical*, 1874.

leur rhumatismale dans l'épaule droite. Je lui prescris 2 gr. de salicylate de soude. Au milieu de la nuit de samedi au dimanche, la douleur de l'épaule cesse tout à coup, brusquement, et est remplacée par une violente douleur dans l'œil opéré. M. H... ne me fait pas prévenir, croyant que ce ne serait rien ; je lui avais affirmé le samedi matin que son œil était complètement guéri. Le lundi matin je trouvai mon malade souffrant beaucoup ; les paupières étaient gonflées, œdémateuses, la conjonctive fortement injectée, la pupille rétrécie et remplie d'exsudats.

Les douleurs ciliaires et péri-orbitaires étaient très vives. Je me trouvais certainement en présence d'une irido-choroïdite rhumatismale infectieuse à marche rapide que rien ne put conjurer. Elle se termina par une obstruction pupillaire totale avec atrophie partielle du globe. Évidemment ici, l'on ne peut accuser l'infection directe : la plaie était cicatrisée, et toutes les précautions avaient été prises et bien prises. S'il y a eu infection, le microbe rhumatismal est certainement venu de l'intérieur. La répercussion instantanée de la douleur de l'épaule à l'œil en est un témoignage presque certain.

La conclusion que l'on peut tout d'abord tirer de ce travail, c'est que l'opération de la cataracte est, de toutes les opérations chirurgicales, la plus délicate, mais aussi la plus bénigne, et qu'elle donne des résultats définitifs auxquels ne peut prétendre aucune autre opération. Si l'on examine en effet la 2e série de mes opérations, on trouve un seul insuccès sur 151 cas ; et même cet insuccès (*irido-choroïdite*) est-il absolument le fait de la malade.

Pas un seul phlegmon de l'œil, l'accident redouté et redoutable par excellence, n'est à signaler dans cette 2e série.

Dans la 1re série, 2 phlegmons de l'œil sont à noter, dus tous deux à ce que le pansement avait été remis en place par un garde-malade dont les mains n'étaient pas propres ; dans la 2e série, nous ne trouvons rien de semblable, parce que depuis cette époque j'ai pris pour règle de conduite de défendre à qui que ce soit de toucher au pansement, quoi qu'il arrivât. Par cette simple mesure j'ai pu rayer le phlegmon de l'œil de ma statistique actuelle.

J'espère qu'il en sera de même à l'avenir. C'est afin de rendre la démonstration de ce fait plus frappante que j'ai publié les deux séries d'opérations.

Ces deux faits sont restés pour moi inexplicables; mais ils viennent absolument à l'appui de ce que je disais au mois de juillet 1886 : « De l'ensemble de tous ces éléments, propreté, manuel opératoire simplifié, anesthésie locale, sont nées des conditions de succès qui approchent bien près du 100 pour 100 rêvé. Mais le facteur tiré de l'état général fera qu'il y aura toujours une ombre légère au tableau. »

Du 1er novembre 1888 au 31 août 1890 j'ai pratiqué 240 opérations de cataracte. Grâce à l'observance scrupuleuse de l'antisepsie et à la simplification du manuel opératoire, j'ai pu aligner 237 succès immédiats. J'ai donc eu à déplorer trois insuccès immédiats, survenant dans les trois jours qui ont suivi l'opération, et deux insuccès tardifs dont je raconterai l'histoire. L'un de ces cas est des plus singuliers ; il est même inexplicable, dans l'état actuel de la science, et si je me plais à insister sur des faits semblables c'est à cause de leur singularité même. Les trois insuccès immédiats sont tout à fait récents, de telle sorte que, si j'avais publié ma statistique six semaines plus tôt, j'aurais pu aligner un total de plus de deux cents opérations consécutives, sans avoir à déplorer un seul cas de suppuration de la cornée.

Le premier a trait à un homme opéré à l'œil droit, dans des conditions absolument parfaites, et qui dormait dans une chambre contiguë à celle d'un malade atteint d'un érysipèle de la face et soigné par le même infirmier. Les premières 48 heures se passèrent normalement. Le matin du 3e jour, au moment où je m'apprêtais à changer le pansement, il se plaignit de souffrir de la tête, et d'avoir passé une mauvaise nuit. La langue était saburrale, la peau chaude. J'enlevai le pansement qui était maculé de pus. Les lèvres de la plaie cornéenne étaient entre-bâillées par un grumeau purulent, etc. Grâce à l'ésérine et aux pansements antiseptiques répétés plusieurs fois par jour, les accidents suppuratifs furent enrayés ; mais la cornée avait perdu sa transparence.

Je fis immédiatement changer le malade de chambre, huit jours après j'opérai l'œil gauche qui guérit admirablement. Cet accident est le pendant de celui de Mme de B..., dont je raconte l'histoire plus haut et qui fut atteinte d'un érysipèle de la face, le jour même de son opération (voir p. 38).

Le second accident est de date toute récente. Il remonte à peine à huit jours, et, chose singulière. il reconnaît exactement la même cause que celui de Mme A..., dont l'observation a été le point de départ de ce travail sur la cataracte (p. 13).

Opéré le vendredi 22 août 1890, M. F... était dans un état tout à fait satisfaisant le 25 août, lorsque je lui fis son premier pansement, avec toutes les précautions usitées en pareil cas. Le 29 au matin, à l'heure de ma visite, je trouvai le pansement de mon malade aux pieds de son lit, la bande enroulée autour du front ne protégeait plus l'œil qui était ouvert et maculé de pus. J'appris alors que M. F..., ayant reçu des visiteurs dans la journée du dimanche, avait enlevé son pansement avec ses mains sales, afin de leur montrer l'état de son œil dont il était du reste très satisfait. On lui avait remis le pansement ; mais trouvant qu'il ne tenait pas suffisamment à son gré, il l'avait maintenu avec son bonnet de nuit peu aseptique. Il est évident qu'aucun opérateur ne peut prévenir des bêtises semblables, et je répéterai ce que je disais à propos de Mme A... : c'est que ces accidents tiennent à des conditions tout à fait spéciales et à des circonstances absolument indépendantes de l'opérateur,du manuel opératoire et des soins consécutifs. Mais je trouve qu'il est bon et utile d'insister sur ces accidents, parce qu'ils montrent la nécessité indiscutable de la propreté la plus minutieuse, et qu'il ne peuvent qu'engager les opérateurs à donner aux malades et à ceux qui les surveillent les consignes les plus sévères, dont le semblant d'exagération même est un gage de succès.

Le troisième cas est celui d'un homme de 65 ans, qui, le soir du jour où il avait été opéré, fut pris d'un de ces accès d'aliénation mentale, dont l'étiologie est encore si obscure ; il se leva, bouscula son gardien, se sauva en chemise dans les couloirs, et finit par tomber épuisé au moment où on l'atteignait. Mais dans sa chute, l'œil opéré avait porté contre le rebord de marbre d'une table de nuit, et s'était vidé. Quelques jours après, il mourut d'une congestion cérébrale (1).

(1) Cette surexcitation, heureusement passagère, me paraît devoir être rapportée, dans la grande majorité des cas, à la privation brusque du verre de vin blanc, ou du verre de cognac, qu'un grand nombre de gens, de la ville ou de la campagne, prennent le matin à jeun. Aussi, avant de les opérer, j'interroge soigneusement mes malades sur leurs habitudes, et toujours ou presque toujours, je *prescris* le petit verre de cognac ou d'eau-de-vie, au lieu de le *proscrire.*

Je pourrais apporter de nombreuses observations à l'appui de cette thèse. Une seule suffira. Le 12 juillet, on m'amène de la campagne des environs de Paris, un vieux marchand des 4 saisons, âgé de 78 ans et complètement aveugle par suite de cataractes. Le 13 juillet, le pansement d'épreuve étant intact, j'extrais avec grande facilité le cristallin de l'œil gauche. Mon malade était très calme. Le 14 juillet, dès la première heure, je reçois un télégramme m'informant que mon vieux marchand avait ôté son pansement, ne prétendait pas garder sur les yeux le moindre tampon de ouate hydrophile, et voulait battre les gens qui tenteraient de s'approcher de lui. La situation était critique. En arrivant à la clinique, j'aperçus mon malade, recroquevillé sur lui-même et refusant de répondre à mes

Pour en terminer avec les accidents, afin de ne plus avoir à s'occuper que des succès, ce qui est toujours plus agréable pour le malade et infiniment plus flatteur pour l'opérateur, je rapporterai en quelques mots l'histoire de Mme G..., qui, opérée dans les premiers jours de mars 1889, était tout à fait guérie huit jours après l'intervention chirurgicale, et lisait couramment avec des lunettes appropriées à la fin de la première quinzaine. Je ne m'en occupais plus, lorsque deux mois après, elle revint à ma clinique, se plaignant d'avoir beaucoup souffert depuis trois jours de son œil opéré. La chambre antérieure était remplie de pus, et la pupille, quelques jours auparavant si nette, était fermée par les exsudats. Sous l'influence du traitement (atropine, lotions chaudes, dérivatifs) les accidents aigus cédèrent assez rapidement, mais la pupille resta fermée. J'ai proposé à cette femme de lui faire une iritomie, mais elle ne s'y est pas encore décidée. Or la veille du jour où ces accidents avaient éclaté, Mme G... avait eu une très violente discussion avec sa fille et son gendre, qui l'avaient mise brutalement à la porte de chez

questions. Pour moi, ce n'était pas douteux, j'avais affaire à un alcoolique privé de son toxique habituel. Au lieu de le brusquer, je lui offris un verre de Madère. Sa physionomie changea instantanément. Il but son vin d'une seule rasade, avec une satisfaction évidente, et à partir de ce moment, sa docilité fut parfaite ; on pouvait le donner en exemple aux autres malades. Huit jours après, il quittait la clinique, parfaitement guéri, jouissant d'une vue excellente. Il y a quelques semaines, je l'ai rencontré dans son pays, traînant sa voiture de légumes, interpellant joyeusement ses clients et enchanté de son sort.

eux. Elle s'était rendue chez une de ses parentes, chez laquelle elle dut s'aliter en arrivant. Quelques heures après, les accidents éclataient, et se terminaient comme je viens de le dire. Évidemment il n'y avait pas eu infection de la plaie, qui était cicatrisée depuis longtemps. Mettra-t-on en cause le *microbisme latent* dont les germes se sont réveillés sous l'action de la violente secousse morale? C'est possible. En tout cas, ce fait est à rapprocher de celui que je citais au 1er Congrès de la Société française d'ophtalmologie (1), et où il s'agissait d'un homme de 75 ans, qui fut atteint d'irido-choroïdite suppurative, trois mois après une opération parfaitement réussie. Ici encore il était impossible de faire intervenir une infection directe de la plaie. Comme facteur étiologique, je ne trouvai qu'une affection ancienne du foie.

Sur un grand nombre d'opérations, on rencontrera toujours des faits semblables, et je répéterai à ce propos les termes de ma 3e conclusion. « Le phlegmon de l'œil peut être presque à coup sûr rayé des statistiques d'opérations de cataractes. Néanmoins, il est certains cas inexplicables, absolument indépendants de l'opération et du manuel opératoire et qui apportent une ombre légère au tableau. »

Du reste, même dans ces cas malheureux, il n'y a pas à proprement parler phlegmon de l'œil. Grâce à l'antisepsie continuellement pratiquée, la suppuration ne dépasse pas en arrière le tractus uvéal, et si le globe de l'œil ne s'atrophie pas, on peut

(1) *Société française d'ophtalmologie*, t. I.

toujours espérer pouvoir pratiquer plus tard une iritomie ou une iridectomie.

Le second insuccès tardif a trait à une dame D.., âgée de 55 ans, diabétique, qui, opérée de l'œil gauche au mois de novembre 1889, eut une vision parfaite jusqu'au mois de mai 1890. A cette époque, elle fut atteinte d'un glaucome hémorrhagique de l'œil droit, et d'hémorrhagies de la rétine de l'œil gauche qui ont amené une cécité complète.

Détail assez curieux : la même année 1889, quelques mois auparavant, j'opérai un de ses voisins, également diabétique, que j'ai encore revu ces jours-ci et qui jouit d'une vision aussi parfaite que possible.

Le bilan des insuccès étant consciencieusement épuisé, j'aborde l'analyse des 235 cas qui m'ont donné satisfaction pleine et entière. De même qu'en 1888, j'attribue ces succès aux précautions antiseptiques que je prends, et que je recommande autour de moi, au soin que j'ai de faire tous mes pansements moi-même, et à la simplification du manuel opératoire.

Je n'ai rien changé à ma manière de faire, quant aux pansements. L'antiseptique de choix est l'eau bouillie stérilisée. J'ai supprimé le sublimé comme trop irritant.

J'ai opéré quelques malades atteints de dacriocystite. (Grâce aux cathétérismes et aux injections pratiquées dans les voies lacrymales, je n'ai eu à déplorer aucun accident, même dans les cas les plus invétérés, comme celui de Mgr C..., évêque du Cambodge, que j'ai soigné pendant trois mois avant d'oser entamer sa cornée, et celui de

M. B..., notable habitant du Cantal, qui ne fut opéré qu'un mois après son arrivée à Paris, et lorsque je fus bien sûr que pas une goutte de sérosité purulente ne sortait par les points lacrymaux. Ce sont peut-être là faits communs,mais sur lesquels il est bon d'insister,on a trop de tendance à ne pas en tenir compte, soit par ignorance, soit par hâte de pratiquer une opération.

Comme pansement après l'opération, je fais usage de *coton hydrophile antiseptique* trempé dans une solution boriquée à 3 0/0.

Quant au manuel opératoire, je ne l'ai guère modifié. Je me suis contenté d'élargir un peu la base du lambeau en faisant ma ponction, de façon que le dos du couteau soit tangent au bord de la pupille *fortement contractée* au lieu de *moyennement dilatée*, comme je l'avais écrit précédemment. Cet élargissement de la base du lambeau permet de reporter le sommet du lambeau en pleine cornée à 1 millim. 1/2 du limbre scléro-cornéen, la ponction et la contre-ponction se faisant un peu en dedans du limbe cornéo-sclérotical.

Grâce à ce *modus faciendi* et à la règle que je me suis imposée de n'opérer que les cataractes mûres les enclavements et même les pincements deviennent de plus en plus rares.Le sac capsulaire étant bien nettoyé, l'iris rentre de lui-même, la chambre antérieure se reforme rapidement,et après 4 jours écoulés lorsque l'on fait le 1er pansement, on trouve les lèvres de la plaie cornéenne parfaitement coaptées. A mon avis, avec le lambeau cornéen, le résultat définitif est beaucoup plus sûr qu'avec le lambeau cornéo-sclérotical, aussi bien pour le présent que pour l'avenir. Le cristallin sort sans frottement, et ne contusionne pas les lèvres de la plaie.

Pendant ces douze dernières années,j'ai continué à n'employer la curette que dans des cas tout à fait exceptionnels. Dans un cas où le noyau était épais et dense, au moment où je terminais mon lambeau, je vis immédiatement le cristallin s'abaisser et disparaître derrière l'iris ; je saisis la curette, et sans pratiquer d'iridectomie je pus le repêcher sans perdre une goutte du corps vitré.

Ce mouvement de bascule avait été certainement dû à la densité même du noyau, qui n'était plus qu'imparfaitement maintenu en place par l'hyaloïde relâchée. Si ce vieillard avait fait une chute, ou s'il avait reçu un coup violent sur la tête, il est probable que son cristallin se serait luxé de lui-même et que l'on se serait trouvé en présence d'une opération spontanée par abaissement, comme ce curé, dontparle la légende, et qui, quoique aveugle, était monté sur une échelle pour cueillir des cerises. L'échelle cassa ; le curé tomba et recouvra instantanément la vue. Il s'était fait une double opération de cataracte par abaissement.

J'ai décrit les nombreux avantages de l'emploi de l'ésérine après l'opération. L'idéal serait de pouvoir limiter l'action du myotique aux 15 premières heures qui suivent l'opération. Mais il serait dangereux à ce moment d'enlever le pansement pour faire une instillation d'atropine ; la cicatrisation n'est pas assez avancée pour qu'un mouvement brusque des paupières ne l'ouvre, et ne provoque ainsi un enclavement de l'iris. Après

4 jours, l'instillation du mydriatique se fait plus aisément et empêche encore l'adhérence de l'iris aux débris capsulaires. A tout prendre la meilleure pratique est de n'instiller l'atropine qu'après huit jours.

Grâce au lambeau cornéen, à l'occlusion des deux yeux, et à la précaution de n'opérer que les cataractes absolument mûres, les enclavements de l'iris deviennent de plus en plus rares.

Les pincements iridiens sont beaucoup plus fréquents que les enclavements ; mais ils ne présentent aucun danger. Certainement, ils ne sont pas comparables dans leurs conséquences aux pincements de l'iris, et surtout de la capsule, qui étaient consécutifs à l'opération de de Graefe avec iridectomie.

Afin d'éviter ces enclavements ou pincements iridiens, on a proposé la suture de la cornée.

Je n'ai aucune expérience personnelle de la suture de la cornée. Je ne pense pas trop m'avancer en disant que je ne crois pas beaucoup à son avenir.

Partisan convaincu de la simplification opératoire, je me hasarderais difficilement à compliquer l'opération de la cataracte de cet arsenal de fils et d'aiguilles, destinés à empêcher un accident relativement rare, et qui n'entraîne jamais avec soi des conséquences bien graves. Je me défie beaucoup de ce soi-disant progrès, et ses partisans ne me paraissent pas avoir fait jusqu'à ce jour beaucoup de prosélytes parmi les ophtalmologistes.

Du 1er septembre 1890 au 31 octobre 1897, 45.000 malades nouveaux ont été inscrits à ma clinique ;

sur ce nombre 840 ont été opérés de la cataracte.

Dans ma clientèle particulière sur 15.000 malades environ, 350 ont subi cette même opération. Ce qui fait un total de 1190 opérations de cataractes.

Les remarques, que j'ai faites en 1836, 1838 et 1890, sont les mêmes que celles que peut me suggérer cette nouvelle statistique ; aussi je ne me répéterai pas. Suppression presque absolue des accidents graves, des suppurations qui faisaient la terreur de nos prédécesseurs immédiats. Suppression des enclavements de l'iris, due à ce que l'opération n'est pratiquée que lorsque la cataracte est complètement mûre. Avant d'opérer un malade, je m'assure de la perception lumineuse dans toutes les directions du champ visuel, puis, je lui fais tourner le dos à une fenêtre fortement éclairée,et lui ordonnant de fermer l'œil sain,je place ma main à 30 centimètres devant lui,les doigts écartés. S'il ne voit qu'une masse confuse, il est bon à opérer.S'il voit les doigts écartés,je remets l'opération à une date ultérieure.Tel est pour moi le critérium de la maturité de la cataracte. Evidemment il y a des exceptions.Je suppose les deux yeux également pris, chez un homme, qui va perdre sa place, s'il n'est pas opéré, car il ne peut plus ni lire, ni écrire. C'est pour lui une question de vie ou de mort. On lui pratique l'opération combinée avec iridectomie, et on le prévient que six semaines plus tard il sera peut-être nécessaire de faire une discision. Mais, je ne saurais trop le répéter, c'est là une exception qui ne fait que justifier la règle. J'aime mieux ne pas opérer que d'opérer trop tôt.

Un mot sur les opérations secondaires. Les uns les redoutent et ne veulent pas en entendre parler ; les autres les pratiquent à tort et à travers. Il faut une juste mesure. Lorsqu'un opéré ne peut ni lire, ni écrire, il est incontestable que si ce déchet de la vision est dû à une mince membrane qu'une simple discision peut rompre, il ne faut pas hésiter, d'autant qu'après cette minime opération la vision devient excellente. Il n'est pas moins vrai que si, à la suite d'une opération régulièrement exécutée, il s'est fait de l'iritis avec adhérences irido-capsulaires, on doit absolument pratiquer une iridectomie ou une iritomie. Pour ma part, je préfère l'iridectomie, moins traumatisante. Mais il faut faire quelque chose.

Si l'on a des mains propres, si l'on se sert d'instruments parfaitement aseptiques, si l'on emploie des pansements stérilisés, on met toutes les chances de son côté. Evidemment l'opération secondaire peut amener des accidents ; évidemment le résultat visuel peut, dans certains cas, être moins bon après qu'avant l'opération. Evidemment encore l'opération secondaire offre plus de dangers que l'opération primitive. Mais il faut la faire, en prévenant le patient des dangers qu'il court, dangers qui, à mon humble avis, ont été très exagérés.

INDICATIONS DE L'IRIDECTOMIE

On peut pratiquer l'iridectomie quelques jours avant l'opération de la cataracte, ou pendant l'opération. Les indications de l'iridectomie précédant l'extraction du cristallin, me paraissent très nettes : elle doit être limitée à un certain nombre de cas parfaitement déterminés. Quant à l'indication de l'excision iridienne pendant l'opération, elle me paraît limitée aux cas très rares où l'iris ne veut pas rentrer après l'extraction cristallinienne et à ceux encore plus rares où il ne se déplisse pas.

1° *Indications de l'iridectomie avant l'opération de la cataracte.* — Je crois qu'à l'heure actuelle il est inutile d'insister bien longuement sur l'iridectomie pratiquée 15 jours ou un mois avant l'opération de la cataracte. Cette manière de faire n'est plus guère adoptée. Elle doit être absolument réservée aux cataractes traumatiques et aux cataractes adhérentes, compliquées de synéchies postérieures, avec épaississement capsulaire.

Telle est, à mon sens, la véritable indication de l'iridectomie préventive. Toutes les autres iridectomies préventives doivent être rejetées ; d'abord parce qu'elles sont inutiles, ensuite parce que aujourd'hui on rencontre peu de malades qui, sauf dans des cas bien spéciaux, voudraient se soumettre à deux opérations espacées de quinze jours à trois semaines et ayant pour but l'extraction d'un cristallin, qui ne demande qu'à sortir lors de la première opération.

Il y a quelques années, Mooren conseillait d'ouvrir une pupille artificielle en haut, quinze jours avant la kératotomie :

1° Dans tous les cas où le sujet présentait un marasme sénile profond, où il était sujet à des congestions de la tête, où, enfin, il lui était impossible, pour une raison ou pour une autre, de s'aliter pendant un certain temps (1) ;

2° Si la pupille réagissait mal à l'action dilatante de l'atropine ;

3° Si la cataracte présentait un noyau peu volumineux, entouré de masses corticales abondantes.

De ces raisons, je ne retiens que la seconde, qui est la seule valable : l'existence d'adhérences iridiennes, de synéchies postérieures. Quant à l'intervalle qui devait s'écouler entre les deux opérations, Mooren demandait quinze jours.

Je suis d'avis qu'il ne faut pas accumuler dans un temps trop restreint, les actions traumatiques que l'œil doit supporter, et attendre un mois.

De temps en temps, il nous arrive encore de province des malades auxquels on a proposé l'iridectomie préventive ; je ne me suis jamais expliqué pourquoi.

Il faut réserver l'iridectomie préventive aux cataractes compliquées d'adhérences, parce que la section de l'iris adhérent étant, malgré la cocaïne,

(1) Chez le malade qui ne peut pas ou ne veut pas s'aliter, il est indispensable de pratiquer une iridectomie préparatoire.

fortement ressentie par le patient, celui-ci peut faire un mouvement brusque, luxer son cristallin et expulser du corps vitré. Ces accidents, que l'on peut craindre avec le lambeau destiné à pratiquer l'extraction du cristallin, sont beaucoup moins à redouter à travers la petite incision pratiquée pour l'iridectomie, et puis la traction exercée sur l'iris amène presque forcément un peu de sang dans la chambre antérieure ; cette légère hémorrhagie peut gêner les manœuvres ultérieures, surtout s'il s'agit d'extraire la capsule antérieure épaissie ; en tout cas, elle enlève à l'opération la régularité qu'elle doit avoir et crée des incidents que l'on peut facilement éviter en faisant d'abord une iridectomie et en pratiquant, un mois après, l'extraction du cristallin.

Les deux autres propositions de Mooren sont inacceptables. Dans le cas de malade récalcitrant, ou ne pouvant séjourner au lit, l'iridectomie peut être pratiquée pendant l'opération de la cataracte, comme nous le verrons plus loin. Il en est de même des cas de noyau peu volumineux, entouré de masses corticales abondantes.

2° *Indications de l'iridectomie pendant l'opération de la cataracte.* — Lorsque l'iris ne veut pas rentrer avant que l'on applique le pansement, son excision est tout indiquée. Dans certains cas, pendant le temps de la section de la cornée, et opérant sur des yeux dont la tension n'est nullement exagérée, on voit l'iris suivre le dos du couteau pendant tout le temps que l'on taille le lambeau et faire hernie assez brusquement au moment où l'on termine la section de la cornée. J'avais pensé qu'un iris, qui avait une tendance si marquée à faire hernie, rentrerait difficilement une fois l'opération terminée, ou tout au moins ferait hernie de nouveau dans les quelques heures qui suivraient l'opération. Il me paraissait donc tout indiqué de l'exciser avant d'ouvrir la cristalloïde ; ce que j'ai fait plusieurs fois au début de la substitution de l'extraction simple à l'extraction combinée.

Un peu plus tard, voulant voir si, malgré cette sortie assez brusque, l'iris rentrerait de lui-même après le nettoyage du sac capsulaire, je me réservai de ne pratiquer l'excision que dans le cas où la hernie persistait, l'opération terminée, et je remarquai que presque toujours, lorsque le nettoyage avait été fait avec soin, à la suite de quelques massages à travers la paupière, et l'instillation de l'ésérine, le prolapsus iridien disparaissait, et la pupille reprenait une forme parfaitement ronde et régulière, qui se maintenait jusqu'à guérison complète.

Dans d'autres cas, au contraire, l'iris persistait à ne pas rentrer ; il fallait alors l'exciser. La sortie brusque de l'iris, et surtout sa persistance à faire hernie se remarquent bien plus dans les cataractes à masses corticales abondantes, que dans les cataractes séniles. Aussi, dans le premier cas, faut-il avoir bien soin de ne pas exciser l'iris avant de s'être assuré qu'il n'est pas poussé à travers la plaie par un débris cortical qui l'empêche de reprendre sa position normale. J'étais allé faire, il y a quelques années, une opération de cataracte avec le Dr Planchart, alors mon assistant, actuellement professeur à l'école de Clermont-Ferrand. Il s'agissait d'un vieillard de 70 ans, fort, vigoureux, jouissant d'une santé parfaite, et demandant à être opéré des deux yeux le même jour. Je commençai par l'œil gauche (1). Extraction à petit lambeau inférieur sans iridectomie ; noyau dur entouré de quelques masses corticales ; nettoyage aisé. La rentrée de l'iris ne se faisant pas d'elle-même, j'emploie la petite spatule métallique, et j'instille à trois ou quatre reprises, le collyre à l'ésérine. La pupille reprend sa forme régulière. Je ferme l'œil gauche, et je procède à l'extraction de la cataracte de l'œil droit. Extraction à petit lambeau supérieur. Ici l'iris rentre spontanément. Avant de remettre un pansement sur les deux yeux, je veux vérifier l'état de l'œil gauche. L'iris fait hernie de nouveau : nouvelle tentative de réduction avec la spatule, réinstillation d'ésérine ; la réduction est obtenue, mais cinq minutes après, la hernie se reproduit. Et pourtant la pupille paraissait bien noire et débarrassée de toute masse corticale. Je me disposais à exciser la portion d'iris herniée, lorsque mon aide qui, à ce moment, était placé dans un jour plus favorable, me dit qu'il croyait que l'iris était refoulé par un petit débris cortical, que l'on ne pouvait apercevoir que dans une certaine posi-

(1) A l'heure actuelle, je me refuse absolument à opérer les deux yeux le même jour. En effet, si sous l'influence d'un mauvais état général, il se fait dans l'œil opéré une poussée d'irido-choroïdite suppurative, il restera un œil sain, sur lequel on pourra peut-être plus tard faire une nouvelle tentative opératoire, avec quelque chance de succès.

tion, parce qu'il était caché derrière l'iris. En effet je fis sortir par de douces pressions ce débris cortical ; l'iris rentra de lui-même et resta réduit.

Lorsque l'opération est complètement terminée, il faut appliquer sur l'œil un tampon de coton hydrophile trempé dans la solution antiseptique, et attendre quelques minutes. Si l'iris est parfaitement rentré, si la pupille a repris une forme absolument ronde, on peut appliquer le pansement définitif.

Dans le cas contraire, il est indiqué de faire encore quelques tentatives de nettoyage, et si malgré tout la pupille reste déformée, il est beaucoup plus sûr de pratiquer une iridectomie : sinon on s'expose à de grands ennuis, dont le moindre est la lenteur de la guérison.

Dans quelques cas, rares heureusement, l'iris est rigide et contracturé. Quelques efforts que l'on fasse, et il faut les faire avec beaucoup de douceur, la membrane irienne ne se déplisse pas. Inutile alors d'insister, sous peine d'assister à une expulsion brusque, avec sortie de corps vitré. L'excision d'un lambeau iridien s'impose, et l'opération alors se termine régulièrement.

Telles sont, à mon avis, les indications vraies de l'iridectomie, et dans tous les cas l'extraction combinée avec iridectomie doit céder le pas à l'extraction simple, car nous ne possédons aucun critérium qui nous permette de pratiquer avec avantage l'excision iridienne dans tel ou tel cas déterminé, et parce que les résultats définitifs sont plus brillants pour le présent, plus sûrs pour l'avenir avec l'extraction simple.

CONCLUSIONS

I. — L'opération de la cataracte est une opération relativement bénigne. Elle est indolore et n'expose le patient à aucun danger.

Exécutée soigneusement et avec les précautions antiseptiques, elle donne à très peu près 99 succès sur 100.

II. — Les soins consécutifs ont une importance capitale pour le résultat définitif.

Les pansements doivent être faits par le chirurgien lui-même. Nul autre que lui ne doit toucher au pansement au moins pendant les dix jours qui suivent l'opération.

III. — Le phlegmon de l'œil peut être presque à coup sûr rayé des statistiques d'opérations de cataractes. Néanmoins, il est certains cas inexplicables, absolument indépendants de l'opérateur et du manuel opératoire, et qui apportent une ombre légère au tableau.

IV. — Le manuel opératoire que je conseille dans l'immense majorité des cas est le procédé à petit lambeau inférieur, pratiqué avec un couteau de de Graefe très fin et très étroit, sans iridectomie. La base du lambeau peut être représentée par le dos du couteau passant tangentiellement au bord inférieur de la pupille fortement contractée. L'ouverture de la capsule doit être pratiquée à l'aide du kystitome simple. En cas d'épaississement de la capsule, il est préférable de se servir des pinces kystitomes à mors postérieurs dont le maniement est très difficile sans iridectomie préalable.

L'iridectomie doit être réservée aux cataractes

adhérentes, et aux cas de rigidité de l'iris, dans lesquels cette membrane ne se déplisse pas et empêche ainsi la sortie du cristallin.

V. — Le nettoyage de l'œil doit être pratiqué à l'aide de pressions douces et prolongées exercées sur le globe de l'œil au point opposé à la section cornéenne jusqu'à ce que la pupille soit devenue absolument noire.

La curette ne doit être employée que dans les cas tout à fait exceptionnels.

Les lavages intra-oculaires me paraissent inutiles et dangereux.

VI. — Quelques minutes après l'opération on instille 5 à 6 gouttes d'un collyre au salicylate d'ésérine au 1/200.

Le collyre au sulfate neutre d'atropine est instillé de 6 à 8 jours après l'opération.

VII. — Si le malade ne se plaint pas, le pansement peut sans inconvénient rester en place 4 ou 5 jours et même 8 jours.

Les deux yeux doivent être hermétiquement clos.

Le 4e jour, l'œil non opéré est libéré.

A partir du 8e jour le pansement dans la journée est remplacé par un carré flottant ou des lunettes fumées, forme coquille.

Le bandeau protecteur doit être appliqué *la nuit* au moins pendant 15 jours.

Les lunettes correctrices sont choisies dans le mois qui suit l'opération.

VIII. — L'antiseptique de choix est l'eau bouillie stérilisée.

Imp. G. Saint-Aubin et Thevenot. — J. Thevenot, succ., St-Dizier.

www.ingramcontent.com/pod-product-compliance
Lightning Source LLC
LaVergne TN
LVHW021524140926
848035LV00047B/1192